Tina und Paulus Vennebusch

BABY für Einsteiger

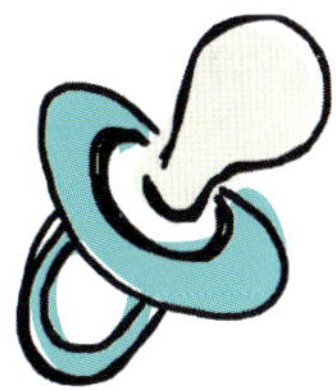

arsEdition

Ein Baby ist
ein glücklicher
Wimpernschlag
der Ewigkeit.

Graham Greene (1904 – 1991), britischer Schriftsteller

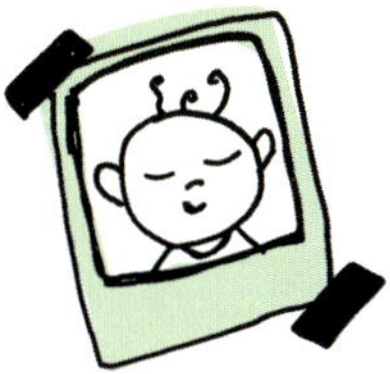

WE ARE *family*

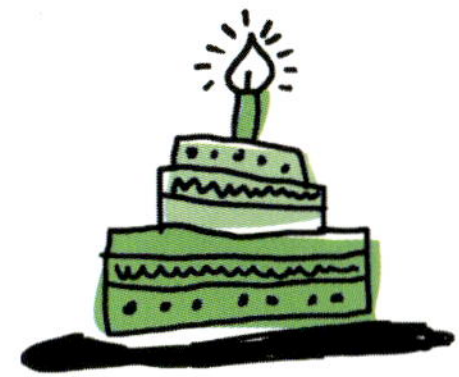

Herzlichen Glückwunsch zum schönsten Geschenk, das Liebende einander machen können: **EUER ERSTES BABY!** Welch ein Glück! Die Geburt eures Kindes ist ein echtes Wunder und mit nichts vergleichbar. Und das neue Leben zu dritt hat ebenfalls nichts mit dem zu tun, das ihr bisher verbracht habt. **DENN MIT DEM BABY ÄNDERT SICH ALLES:** Aus einem Paar wird eine Familie, die Nächte werden zu Tagen – und der gemeinsame Fernsehabend beginnt nicht schon um 20:15 Uhr, sondern erst, wenn das Baby endlich schläft. Aber das nehmt ihr am besten gelassen, denn: Erstens ist das Kind spätestens in 20 Jahren wieder aus dem Haus – und zweitens gibt es ja Mediatheken.

Keine Angst vor großen Aufgaben

Stellt euch vor: Skiunfall, beide Beine gebrochen. Vor der OP sagt der Chirurg: „Sie müssen sich keine Sorgen machen, ich habe so was zwar noch nie gemacht, aber so schwer kann das ja nicht sein. Eigentlich bin ich übrigens Florist.“ Ihr würdet sofort aufspringen und aus dem Operationssaal laufen – auch mit gebrochenen Beinen! Denn jeder, der einem verantwortungsvollen Posten nachgeht, braucht eine fundierte fachliche Ausbildung. Einzige Ausnahme: Eltern! Ihr müsst von heute auf morgen und ohne Anleitung den wahrscheinlich verantwortungsvollsten Job überhaupt meistern: nämlich für euer Kind zu sorgen. Und trotzdem seid ihr die Besten dafür, denn euer Motto lautet: Learning by doing – oder in eurem Fall: **LEARNING BY LOVING!**

Mit Kindern zusammen zu sein, ist Balsam für die Seele.

Fjodor Michailowitsch Dostojewski (1821 – 1881), russischer Schriftsteller

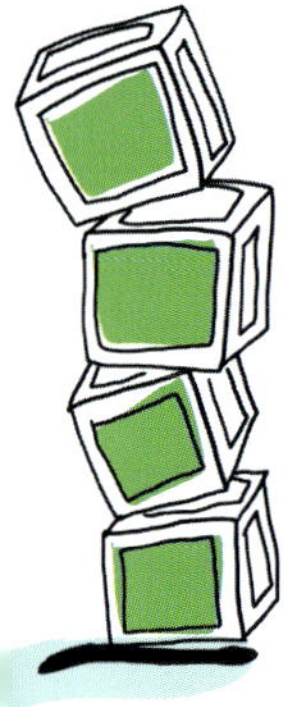

Ein Baby ist kein IKEA-REGAL

Wer jemals versucht hat, ein Ikea-Regal ohne Anleitung aufzubauen, der weiß: Mit etwas Glück bleiben zwar keine Teile übrig, aber die Wahrscheinlichkeit ist sehr hoch, dass als Ergebnis kein Regal dabei herauskommt, sondern ein Gartentisch. Also schaut man doch lieber in die Aufbauanleitung. Mit eurem Baby ist das anders: Hier entscheidet IHR intuitiv, welcher Handgriff wann der richtige ist. Denn euer Kind ist natürlich viel individueller als ein Bücherregal – selbst wenn es „Billy" heißt.

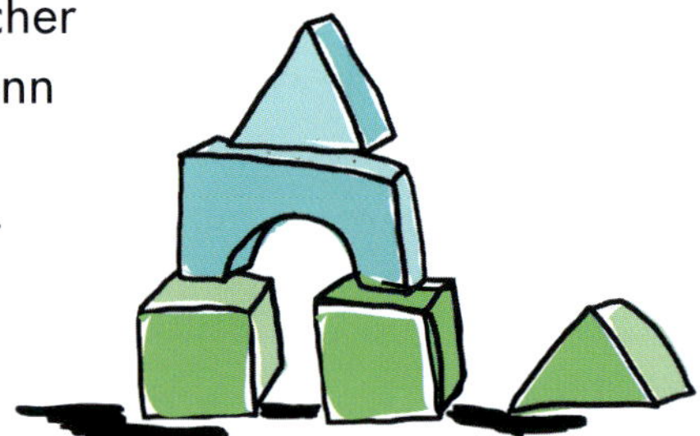

JEDER WEISS ES BESSER

Es gibt eine Menge Möglichkeiten für Eltern, sich zu informieren: Ratgeberbücher, Kinderärzte, die eigenen Mütter, die anderen Mütter … Das Schöne ist: Ihr könnt selbst entscheiden, ob ihr Rat braucht – und von wem. Auch Elternblogs können weiterhelfen – bei medizinischen Fragen raten wir allerdings dringend davon ab, sich an die Schwarm-Intelligenz zu wenden. Die wahre Ursache für die grellgelben Hautflecken, die im Blog als Muttermilch-Allergie, Hepatitis B oder gar Hautkrebs („Ich will dich nicht verrückt machen, aber …“) diskutiert werden, erkennt der Kinderarzt mit Sicherheit kompetenter. Und seine Diagnose wird lauten: „Lasst keine Textmarker offen rumliegen!“

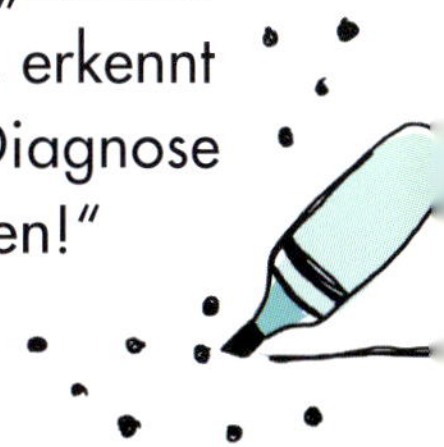

Vom Umgang mit Nervensägen

Als Eltern lernt ihr recht bald einen neuen Typus Mitmenschen kennen. Einen, der nichts Böses im Sinn hat, aber trotzdem nerven kann: den sogenannten **KINDERWAGEN-GUCKER.** Kaum steht ihr mit dem Kinderwagen in der Kassenschlange, beugt sich der Kinderwagen-Gucker auch schon über euer Baby und gibt seine fachmännischen Kommentare ab: „Ich tippe auf Junge, circa 12 Wochen alt? Das erklärt Ihre Augenringe! Das Weiße auf der Kopfhaut ist übrigens Milchschorf.“ Nett gemeint, aber extrem nervig. **DA HILFT NUR DIE GEGENOFFENSIVE:** Beugt euch über seinen Einkaufswagen und sagt: „Ah, Tiefkühlpizza! Wir tippen auf Salami mit Pilzen – circa 900 Kalorien? Das erklärt Ihren Bauch! Das Weiße auf Ihrer Kopfhaut sind übrigens Schuppen.“ Danach ist meistens Ruhe.

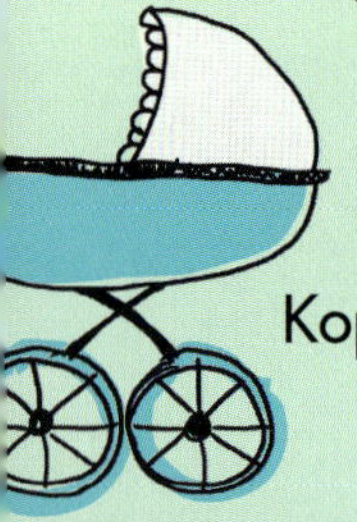

DAS IST DER BRÜLLER

Noch schlimmer als der Kinderwagen-Gucker ist der **BRÜLL-EXPERTE:** Er weiß genau, warum euer Kind gerade ungehalten ist. Und er sagt es auch. Als hättet ihr in dem Moment keine anderen Sorgen. Denn wenn das Baby brüllt, ist sowieso schon Stress angesagt. **DER „WORST CASE" SIEHT SO AUS:** Mama steht mit ihrem Baby in einem überfüllten Aufzug, der in jedem der 21 Stockwerke hält. Die Nase signalisiert, dass ein sofortiger Windelwechsel eine prima Sache wäre. Und das Baby hört nicht auf, infernalisch zu brüllen. Acht Personen schauen betreten zur Seite, die neunte aber sagt: „Ihr Kind hat Hunger." Daraufhin schreit die genervte Mama: „Das weiß ich selber, Sie Klugscheißer!" DIESES Gebrüll können sich sogar ACHT Experten erklären.

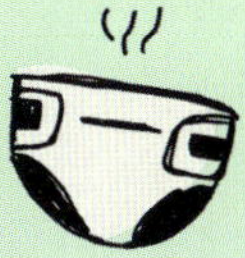

Schief gewickelt?
NICHT MIT PAPA!

1967 sangen die Beatles: „All you need is love". Natürlich bekommt euer Baby jede Menge LOVE, aber aktuell braucht es zusätzlich noch etwas zu seinem Glück: **NÄMLICH MILCH UND EINEN TROCKENEN HINTERN.** Beim Wickeln darf endlich auch Papa ran. Während der Geburt konnte er „nur" zusehen, Händchen halten und in Ohnmacht fallen, und auch beim Stillen ist er außen vor, aber jetzt kann er zeigen, was er draufhat – **DER WICKELTISCH IST SEINE WERKBANK.** Vielleicht fallen die ersten Versuche noch etwas unbeholfen aus, aber schon bald wird ihm das Wickeln so selbstverständlich von der Hand gehen wie Zähneputzen – nur achtmal häufiger.

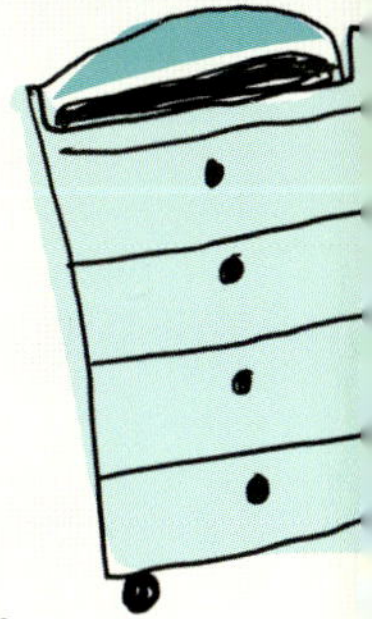

VOM WACKEL- ZUM WICKEL-KANDIDATEN

Natürlich ist der Wickeltisch nicht allein Papas Revier. Bei 5000 Windeln, die im Durchschnitt anfallen, bis ein Kind trocken ist, ist Teamwork gefragt. Also dürft und müsst ihr beide ran. Wenn ihr mit eurem Nachwuchs unterwegs seid, werdet ihr feststellen, dass ihr euer Baby ÜBERALL wickeln könnt: **AUF EINER PARKBANK, IM KOFFERRAUM, SELBST AUF EINEM BILLARDTISCH (IN DIESEM FALL SOLLTET IHR ALLERDINGS DIE SPIELER BITTEN, IHRE PARTIE KURZ ZU UNTERBRECHEN).**

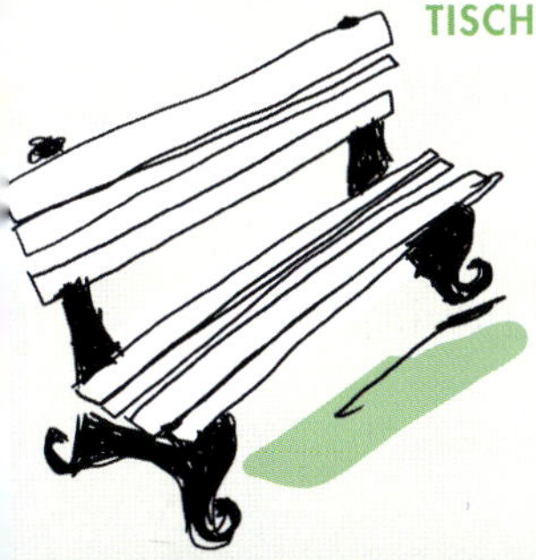

Auf Dauer ist das aber unbequem für Eltern und Baby. Darum solltet ihr euch zu Hause den perfekten Arbeitsplatz einrichten.

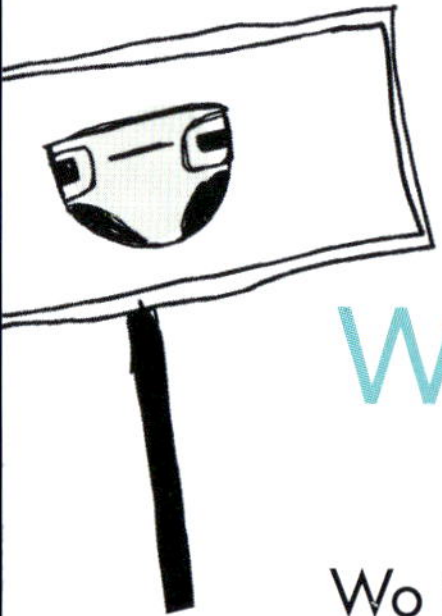

WWW: WINDEL-WECHSEL-WEGWEISER

Wo ihr in eurem Zuhause Babys Wickelplatz einrichtet, hängt unter anderem von der Größe eurer Wohnung ab. Bewohnt ihr eine Riesen-Villa mit 48 Zimmern, wird vielleicht der komplette Südflügel zum Wickeltrakt; in einer Zweizimmerwohnung entscheidet ihr euch vermutlich eher für die Wickelauflage auf der Waschmaschine. Egal, wie viele Quadratmeter euch zur Verfügung stehen, **IN JEDEM FALL GILT:**

DER ARBEITSPLATZ sollte so hoch sein, dass ihr als Erwachsene bequem daran stehen könnt.
DIE LIEGEFLÄCHE sollte abwaschbar und gepolstert sein.

Am Wickeltisch sollte es ausreichend **WARM SEIN,** damit das Kind nicht friert (vielleicht hilft eine **WÄRMELAMPE).** **DAS EQUIPMENT** (Windeln, Feuchttücher oder Waschlappen, Popo-Creme, Kleidung, Windeleimer) ist **IN GRIFFNÄHE,** denn auf dem Wickeltisch gilt für euer Baby das Gleiche wie fürs Lenkrad beim Autofahren: **EINE HAND GEHÖRT IMMER DRAN!**

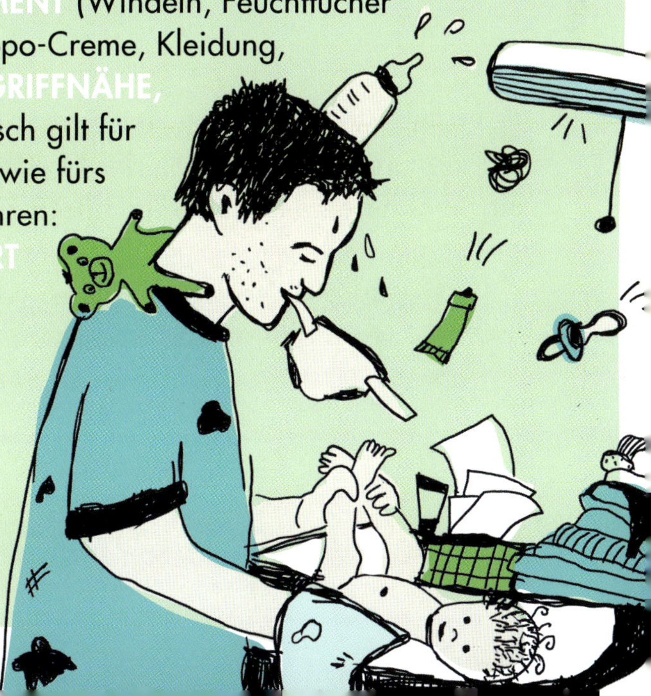

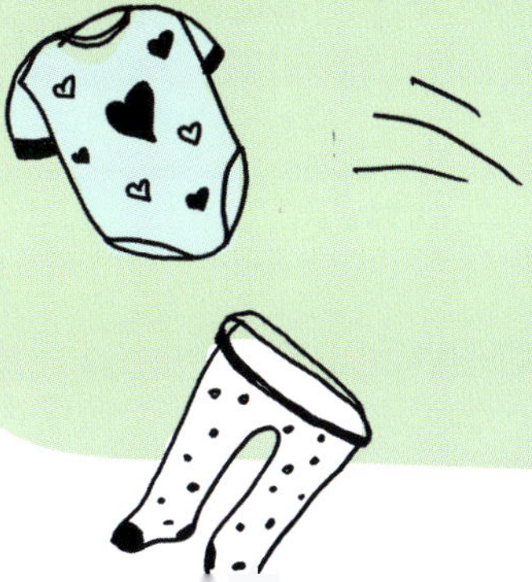

Zwei Dinge sollen Kinder von ihren Eltern bekommen: Wurzeln und Flügel.

Johann Wolfgang von Goethe (1749 – 1832), deutscher Dichter

TRAUMWAGEN MIT 0 PS

Habt ihr bisher für einen schicken Sportwagen, ein edles Cabrio oder einen stilvollen Oldtimer geschwärmt? Das war einmal! Denn euren neuen Traumwagen findet ihr nicht im Autohaus, sondern im Babymarkt. Ein Kinderwagen gehört zur unverzichtbaren Grundausstattung eurer neuen Familie. Leider kann das ganz schön teuer werden – gut möglich, dass ein fabrikneuer Kinderwagen mehr kostet als damals euer erstes gebrauchtes Auto. Dafür macht der Kinderwagen glücklicher als jedes Traumauto. Und: Er ist besonders umweltfreundlich, denn die Abgaswerte tendieren gegen null (es sei denn, euer Kleines hat Blähungen).

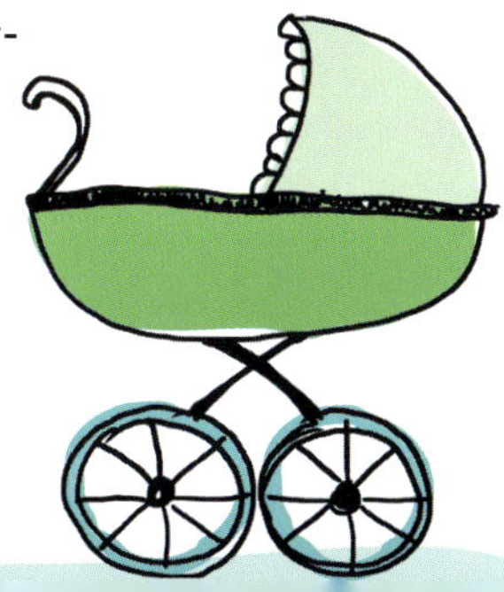

Erstes Kind – ZWEITE HAND

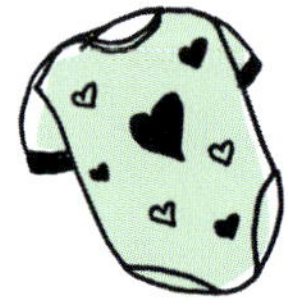

Mit eurem Baby kommt nicht nur ein neuer Mensch ins Haus, sondern auch jede Menge Equipment:

KINDERWAGEN, BETTCHEN, STUBENWAGEN, WICKELTISCH, FLASCHENWÄRMER, WINDELEIMER, STRAMPLER, JÄCKCHEN, MÜTZCHEN, LÄTZCHEN …

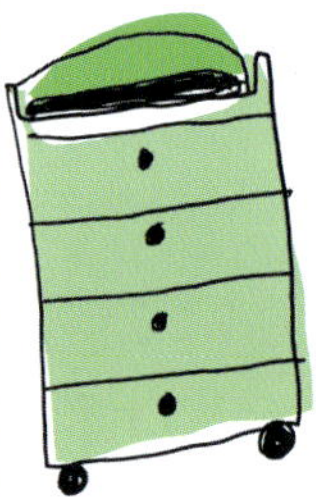

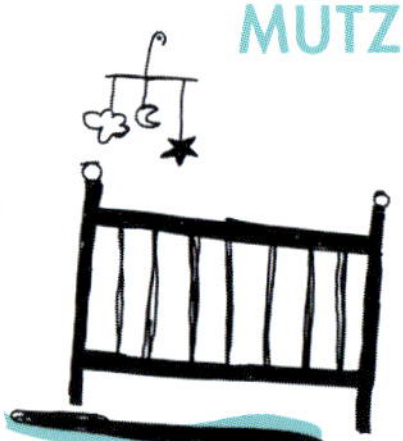

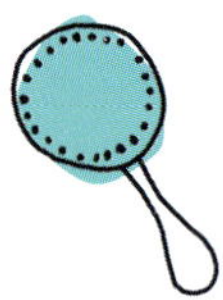

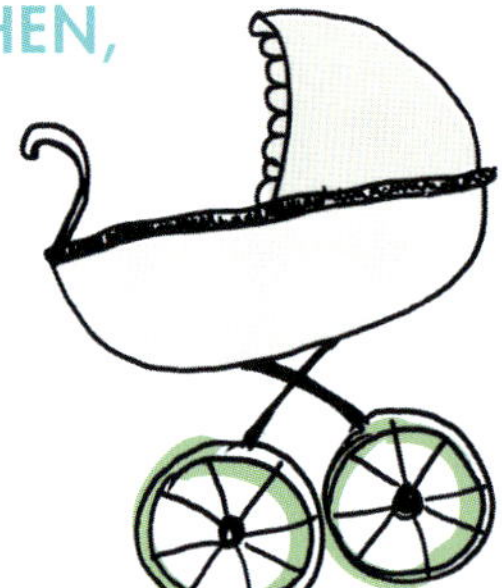

Puh, das kann ganz schön ins Geld gehen! Dabei muss nicht alles, was ihr für euer Kind anschafft, nagelneu sein. Viele der Anschaffungen, die ihr gerade im ersten Jahr für das Baby benötigt, kommen nur kurze Zeit zum Einsatz. Darum ist das Angebot an gut erhaltenen und kaum gebrauchten Artikeln groß. Im besten Fall habt ihr Eltern im Freundes- oder Familienkreis, die euch ihre alten Babysachen überlassen. Oder aber ihr macht euch auf Kinderflohmärkten, in Secondhandläden oder im Internet auf Schnäppchenjagd. Das wird auch euer Kind freuen, denn das Geld, das ihr dabei spart, fließt direkt in sein Erbe.

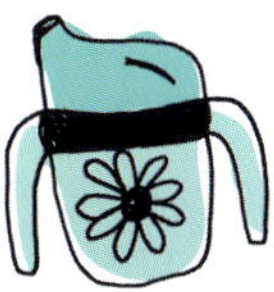

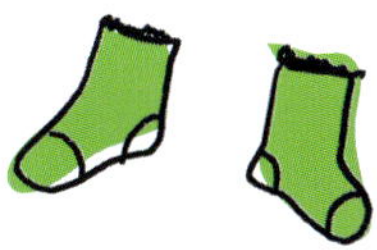

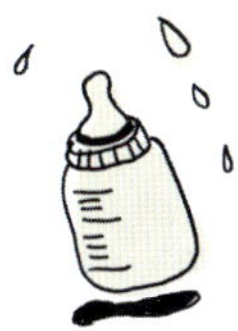

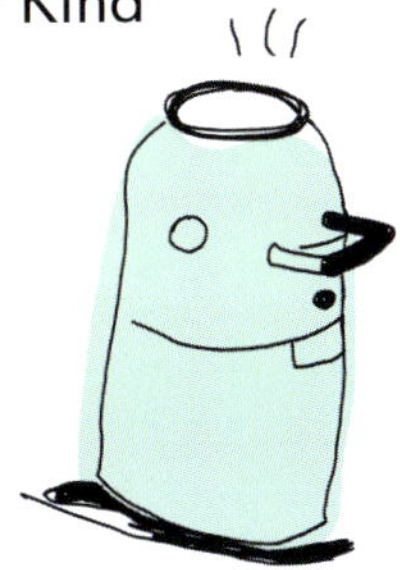

Bei Kindern braucht man ein Gläschen voll Weisheit, ein Fass voll Klugheit und ein Meer voll Geduld.

Franz von Sales (1567 – 1622), französischer Fürstbischof, Mystiker und Kirchenlehrer

DIE NACHT IST NICHT ~~ALLEIN~~ ZUM SCHLAFEN DA

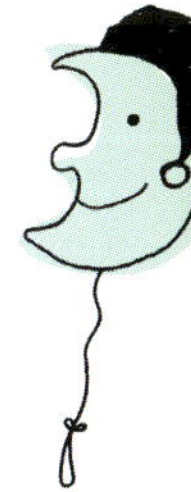

Wir wissen nicht, wie ihr eure Nächte bisher verbracht habt (na gut, von einer bestimmten Nacht wissen wir es schon: Das war die, in der euer wunderbares Kind entstanden ist). Vermutlich habt ihr die Zeit zwischen Zubettgehen und Weckerklingeln meistens ganz profan zum Schlafen genutzt. Doch damit ist es jetzt erst mal vorbei. **DENN EUER KIND HAT „ALL INCLUSIVE" GEBUCHT.** Es arbeitet quasi in Doppelschicht und hat rund um die Uhr Bedürfnisse, die nur von zwei Menschen gestillt werden können: Mama und Papa. **ABER KEINE SORGE:** Zum Schlafen kommt ihr trotzdem – zum Beispiel am Arbeitsplatz, am Küchentisch oder nach drei Minuten Kuscheln.

Fröhliche Schreinachts-Zeit

Die Gründe, warum Kinder die Nacht zum Tage machen, werden erst später im Leben komplexer (Party, TV-Serien, zu viel Cola, Nachtschicht). In den ersten Monaten ist die Suche nach den Ursachen für nächtliche Unruhe vergleichsweise simpel. Unsere Checkliste umfasst nur drei Punkte:

HUNGER, VOLLE WINDEL ODER ABER ES IST ZU VIEL LUFT IN BABYS BAUCH.

CHECKLISTE:

HUNGER → BABY FÜTTERN ODER STILLEN

Danach an den Kühlschrank gehen und sich selbst was zu essen holen. So sind zumindest schon mal zwei von drei Familienmitgliedern satt.

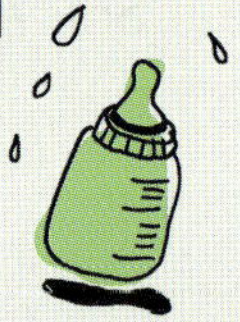

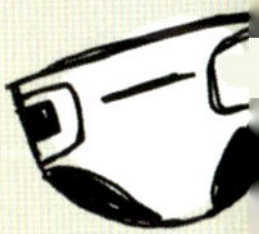

VOLLE WINDEL ➔ WINDELN WECHSELN

Das Gute an diesem Schrei-Grund: Man erkennt ihn auch im Dunkeln (es sei denn, man ist erkältet und hat eine verstopfte Nase). Nachdem das Kind frisch gewickelt ist, kann man jedenfalls beruhigt weiterschlafen. Zumindest die halbe Stunde, bis es wieder Hunger hat.

ES HÄNGT EIN BÄUERCHEN ➔ KLOPFEN

Die am weitesten verbreitete Variante, ein Baby zum Aufstoßen zu animieren, ist die Klopf-Methode: Dabei klopft man dem Baby so lange leicht auf den Rücken, bis sich das Bäuerchen löst. Anschließend wird ein weiteres Mal geklopft: Im Erfolgsfall klopft ihr euch selber auf die Schulter. Schreit das Baby weiter, klopfen irgendwann die Nachbarn an die Zimmerwand.

STILLEN STATT CHILLEN

Nachtaktivitäten (ohne Baby)

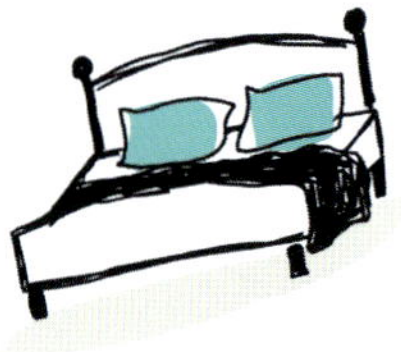

SCHLAFEN

SEX

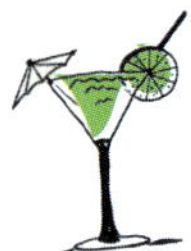

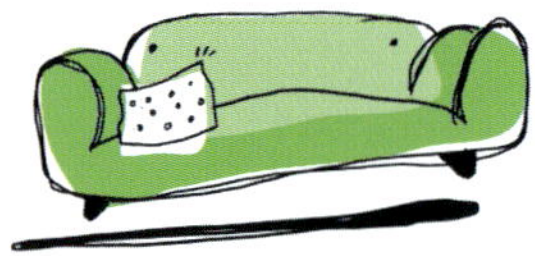

CHILLEN

FEIERN

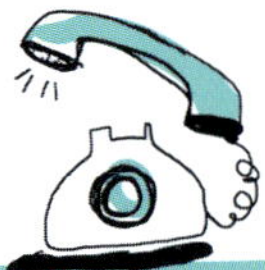

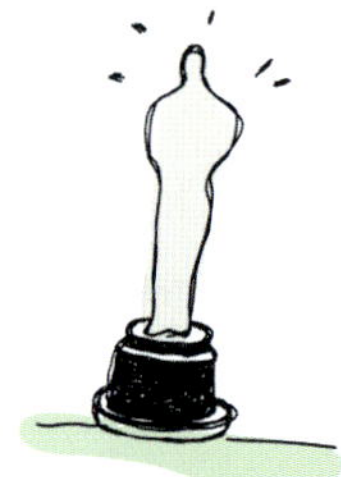

MIT DER TANTE IN AUSTRALIEN TELEFONIEREN

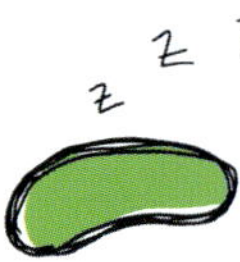

OSCAR-VERLEIHUNG GUCKEN

STILLEN STATT CHILLEN

Nachtaktivitäten (mit Baby)

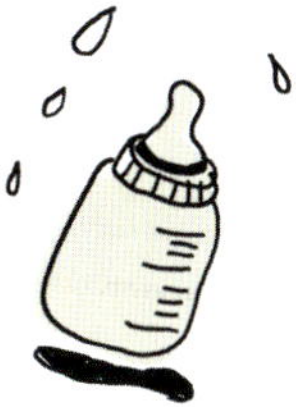

STILLEN

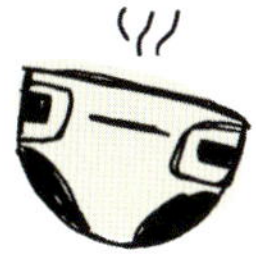

WICKELN

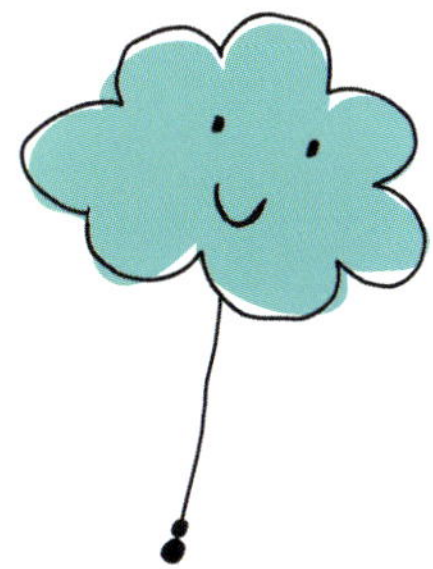

SPIELUHR AUFZIEHEN

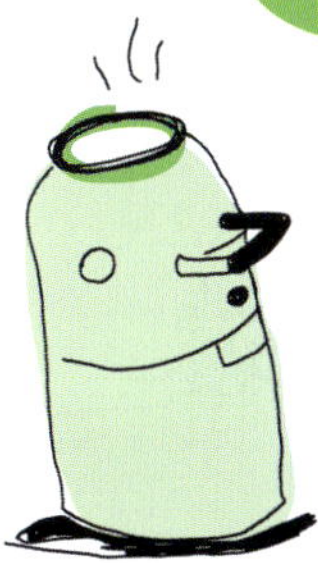

STILLEN

WICKELN

TRAGEN

STILLEN

BÄUERCHEN

Es gibt keine bessere Investition für eine Gesellschaft, als Babys Milch zu geben.

Winston Churchill (1874 – 1965), britischer Staatsmann

STILL loving you

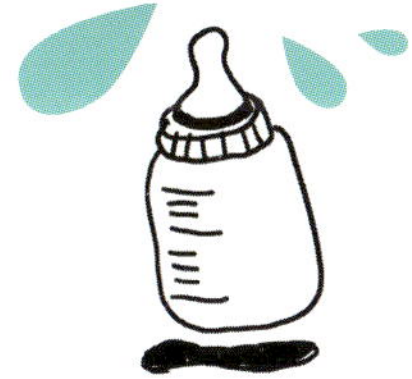

Euer Baby mag noch klein sein, aber sein Hunger ist dafür umso größer. Auch wenn jeder Säugling anders trinkt, lässt sich sagen, dass ein Kind in den ersten Monaten nach acht bis zwölf Mahlzeiten am Tag verlangt – das hat selbst Reiner Calmund zu seinen besten Zeiten nicht geschafft! Die meisten Mütter entscheiden sich, ihr Baby zu stillen. Die Vorteile liegen auf der Hand: Muttermilch ist gesund, stets dabei, immer in der richtigen Temperatur – und sie kostet nichts. Allerdings muss man während der Stillzeit auf einiges verzichten: Alkohol, Medikamente und oft auch Zwiebeln und Knoblauch sind tabu. Aber selbst das geht vorbei. Sobald sie abgestillt hat, heißt es für Mama: **ENDLICH WIEDER „GYROS MIT ALLES"** – und ALLES meint: auch mit dem Ouzo danach – und der Aspirin am nächsten Morgen.

Wie kommt das Smartphone ins Tiefkühlfach?

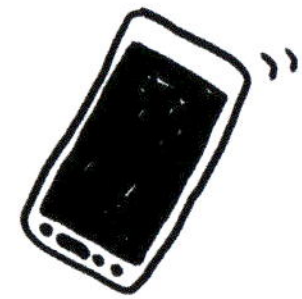

In den ersten Monaten nach der Geburt lässt sich bei vielen Müttern ein interessantes Phänomen feststellen: Frauen, die bisher immer toporganisiert waren, werden plötzlich vergesslich: Der Autoschlüssel liegt in der Spülmaschine, das Frühstücksei kocht zwei Stunden vor sich hin, und wie verdammt noch mal kommt die Lesebrille in den Bio-Müll? Der Mama-Blackout ist das Resultat von Schlafmangel und dem Hormon Oxytocin, das nicht nur für die Milchproduktion sorgt, sondern auch die Bindung von Kind und Mutter stärkt. Mama konzentriert sich in dieser Zeit voll auf ihr Baby – kein Wunder, dass andere Dinge dafür in den Hintergrund rücken. Aber keine Sorge: Stilldemenz vergeht. Nach spätestens einem Jahr könnt ihr das Vergessen getrost wieder vergessen.

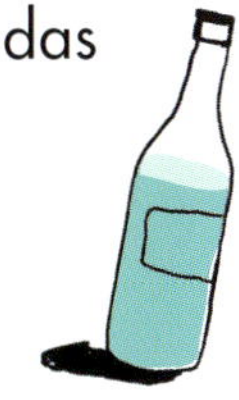

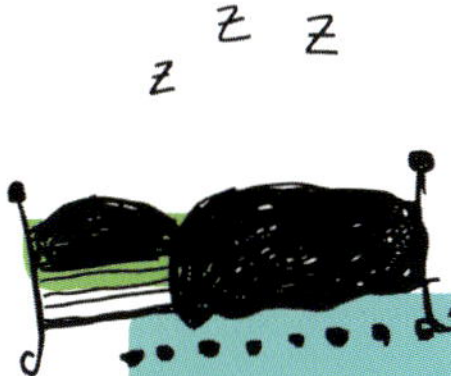

MAMAS MERKZETTEL: DAS HILFT BEI STILLDEMENZ

- VIEL TRINKEN (MINDESTENS ZWEI LITER WASSER AM TAG)
- SCHLAFEN, WENN DAS BABY SCHLÄFT (ES SEI DENN, DU FÄHRST DEIN SCHLAFENDES KIND IM AUTO DURCH DIE GEGEND)
- NOTIZBUCH UND HAFTZETTEL ALS ERINNERUNGSSTÜTZEN
- EINEN GANG RUNTERSCHALTEN
- DEN KINDSVATER EINSPANNEN

Ein
Kind ist
eine sichtbar
gewordene
Liebe.

Novalis (1772 – 1801), deutscher Schriftsteller und Philosoph

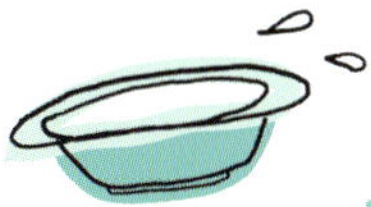

IT'S TIME TO SAY GOOD BREI

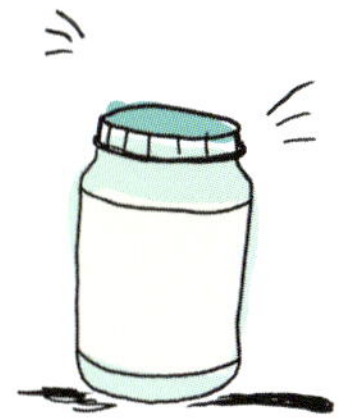

In den ersten Monaten lebt euer Nachwuchs nach dem gleichen Motto wie ein überzeugter Single: **ER WILL NICHTS FESTES.** Denn seine Nahrung besteht ausschließlich aus Milch, egal ob sie von der Mama kommt oder vom Drogeriemarkt. Doch schon ab dem 5. Monat (wobei wie immer das Kind das Tempo bestimmt) könnt ihr eurem Baby Abwechslung auf der Speisekarte gönnen. **DAS ZAUBERWORT HEISST „BEIKOST"** – oder wie man auch sagen könnte: „Brei-Kost". Es bleibt euch überlassen, ob ihr Babys Brei frisch zubereitet oder auf fertige Gläschen zurückgreift. Hauptsache, lecker – oder wie euer Kleines sagen würde: **„GRMMPPPF".**

Von der Milch zum Jägerschnitzel – so geht's:

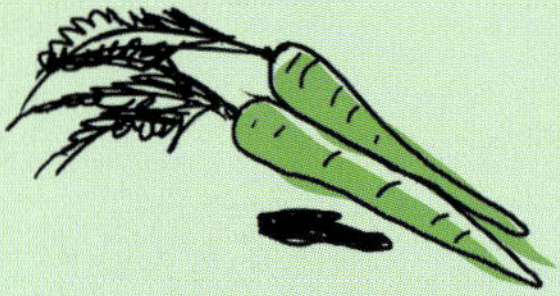

STUFE 1: GEMÜSE FÜR DAS JUNGE GEMÜSE

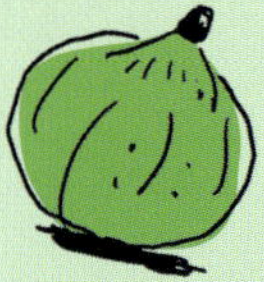

Milch ist was Feines, aber nach ungefähr einem halben Jahr hat euer Baby auch mal Appetit auf etwas anderes – ihr esst ja auch nicht monatelang nur Sushi. Jetzt könnt ihr eine Milchmahlzeit pro Tag durch fein pürierten Brei ersetzen, der zunächst aus Gemüse wie Möhren, Kürbis, Pastinaken oder Kartoffeln besteht. Anfangs reichen zwei bis drei Löffelchen, denn euer Baby muss sich erst mal an die (halbwegs) feste Nahrung gewöhnen. Später darf der Brei auch mit Fleisch oder Fisch

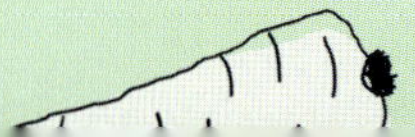

ergänzt werden. Probiert einfach verschiedene Kombinationen aus. Ihr werdet schnell feststellen, was euer Kind mag und was nicht. (Faustregel: Was sofort in hohem Bogen auf euer frisch gewaschenes Shirt gespuckt wird, kommt nicht sooo gut an.)

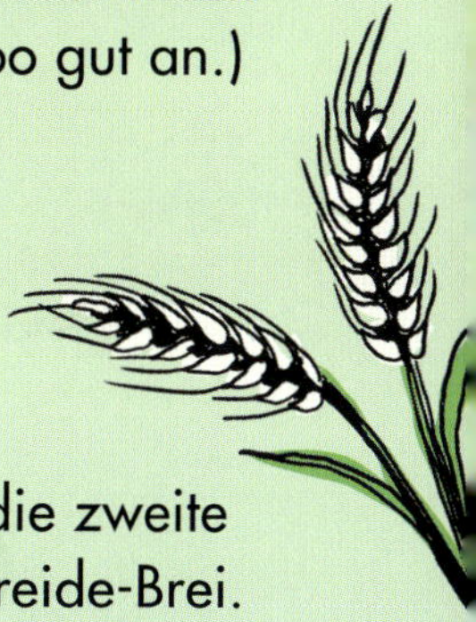

STUFE 2: DAS BABY-GEDECK: MILCH UND KORN

Ist euer Kind an den Gemüsebrei gewöhnt, kann die zweite kulinarische Stufe gezündet werden: Vollmilch-Getreide-Brei. Er ersetzt nachmittags oder abends eine weitere Milchmahlzeit. Solltet ihr euch für fertigen Milchbrei entscheiden, achtet darauf, dass er keine unnötigen Zusätze wie Kakao, Schokolade oder künstliche Aromen aufweist. Ebenfalls ungeeignet ist Getreidekaffee mit Amaretto und Schoko-Streuseln.

STUFE 3:
ES WIRD FRUCHTIG

Nun wird es Zeit für Brei Nummer drei: Obst und Getreide. Vollkorn-Getreideflocken und frisches püriertes Obst schmecken vielen Babys besonders gut.
Jetzt ist es nicht mehr weit, bis ihr euer Kind zum ersten Mal sagen hört: „Mama, Papa – kann ich Pommes?"

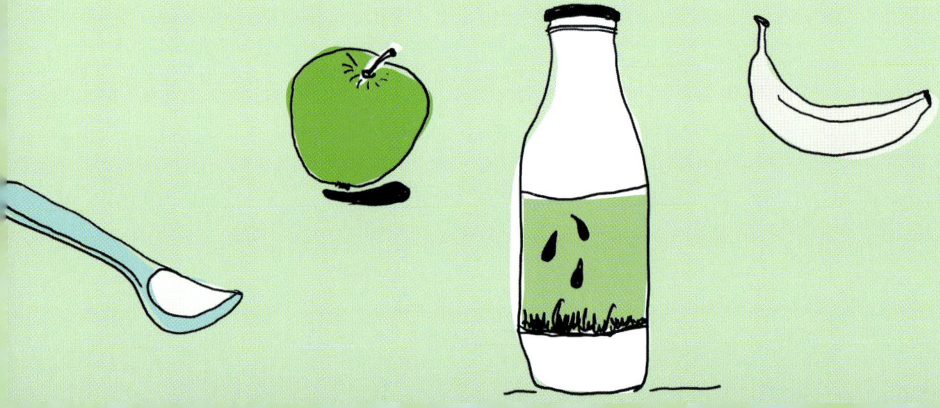

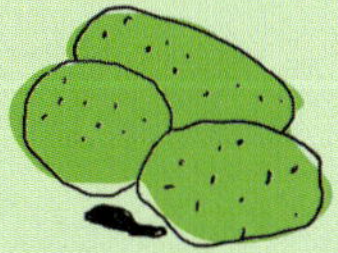

STUFE 4: VORSICHT, BISSIGES KIND

Euer Kind ist jetzt 10 Monate und hat vermutlich schon seine ersten Zähne. Immer öfter stiert es gierig auf eure Teller. Ein eindeutiges Zeichen dafür, dass euer Baby endlich etwas zu beißen haben will. Schritt für Schritt könnt ihr es jetzt an eurem Familienessen teilhaben lassen – wobei ihr auf ausgewogene und sparsam gewürzte Ernährung achten solltet: Der passierte Cheeseburger oder die pürierte Donauwelle sind wenig geeignet. Dafür werden eurem Kind klein geschnittenes Frischkäsebrot, eine zerdrückte Kartoffel, kleine Stücke Fleisch oder Fisch sicherlich gut schmecken.

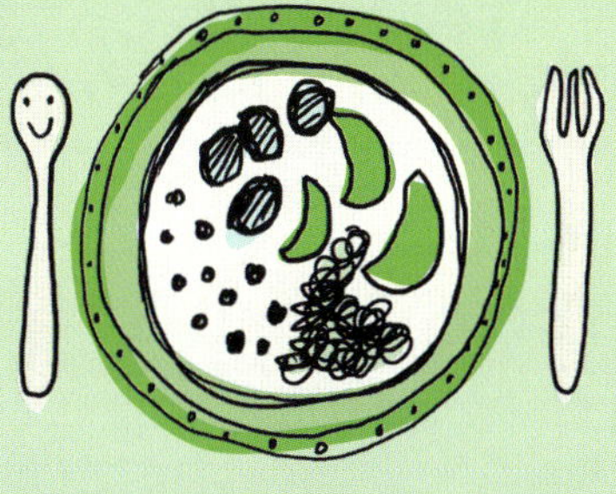

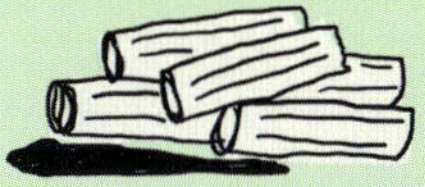

GUT GEEIGNET:

BABYS BEIKOST-KARTE

WENIGER GUT GEEIGNET:

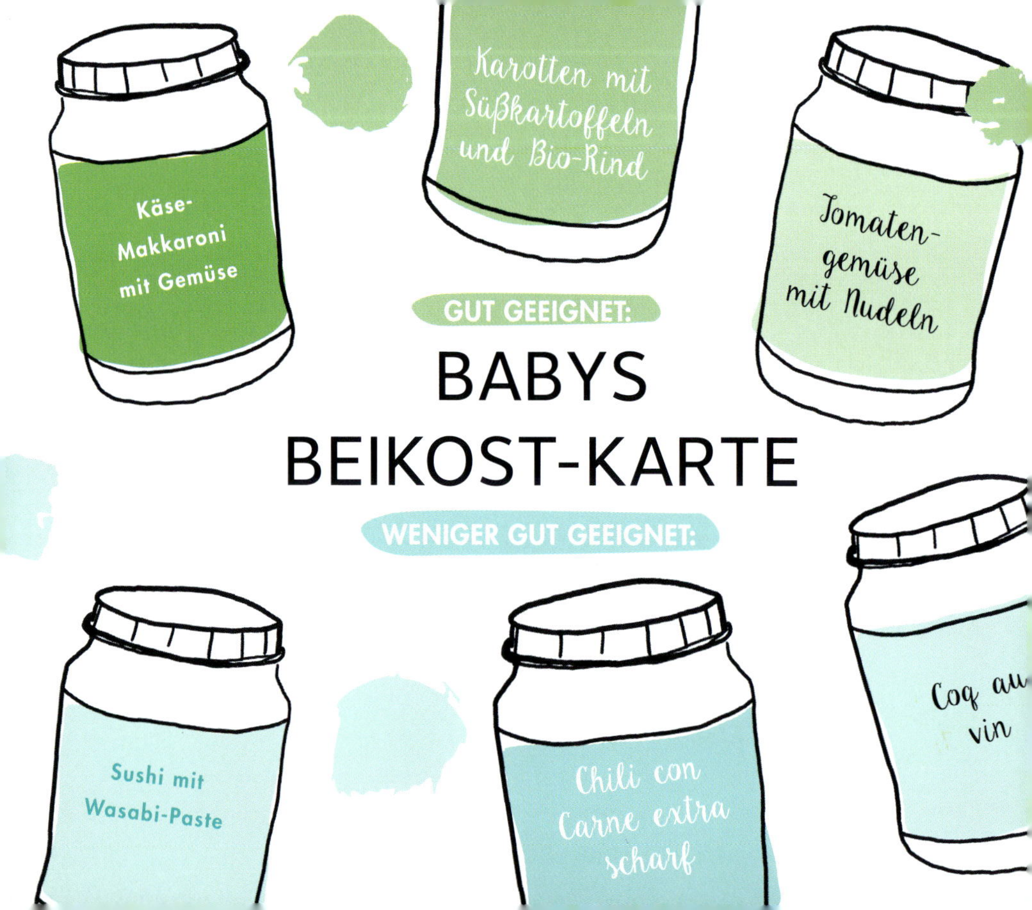
Käse-Makkaroni mit Gemüse
Karotten mit Süßkartoffeln und Bio-Rind
Tomatengemüse mit Nudeln
Sushi mit Wasabi-Paste
Chili con Carne extra scharf
Coq au vin

Wie die Eltern sind, wie sie durch ihr bloßes Dasein auf uns wirken – das entscheidet.

Theodor Fontane (1819 – 1898), deutscher Schriftsteller und Journalist

BABY *to go*

„Alles dabei? Schlüssel? Geld? Smartphone?"
Wie kurz doch früher die Checkliste war,
bevor ihr das Haus verlassen habt. Diese Liste ist dank
eurem Baby deutlich länger geworden:

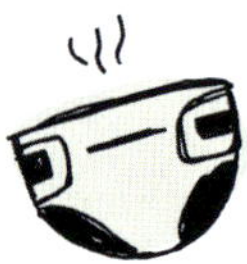

CHECKLISTE BABY-TOUR: WAS MUSS MIT?

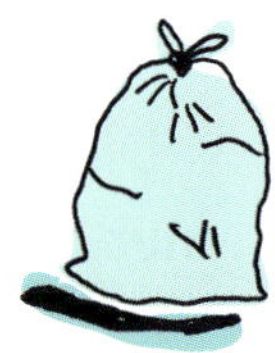

- 2 bis 3 Windeln in der passenden Größe
- Kleine Tüten zum Entsorgen der gebrauchten Windel

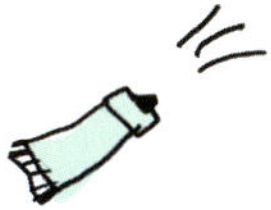

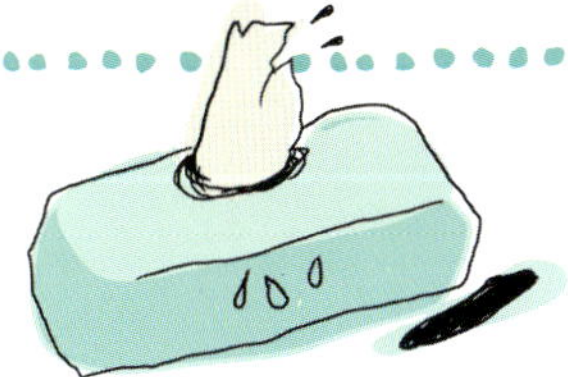

- Feuchttücher
- Wundcreme
- Wickelunterlage (gibt es in Drogeriemärkten im praktischen Zehnerpack)

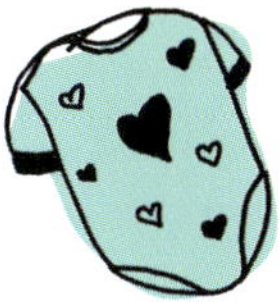

- 1 x Wechselkleidung

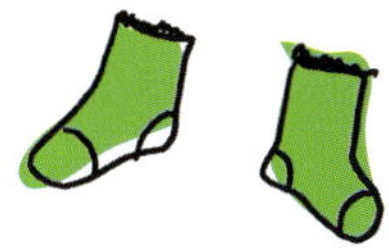

- Taschentücher

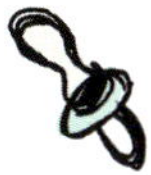

- Schnuller (optional)

- Stofftier
- Lätzchen

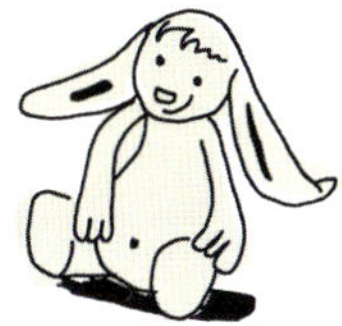

- Fläschchen, Gläschen (optional)

Die höchste Punktzahl gibt es allerdings erst, wenn ihr nicht nur an all diese Dinge (inklusive Geld, Smartphone, Schlüssel) denkt, sondern euch zusätzlich auch noch daran erinnert, warum ihr überhaupt das Haus verlassen wolltet!

ZIEMLICH BESTE FREUNDE

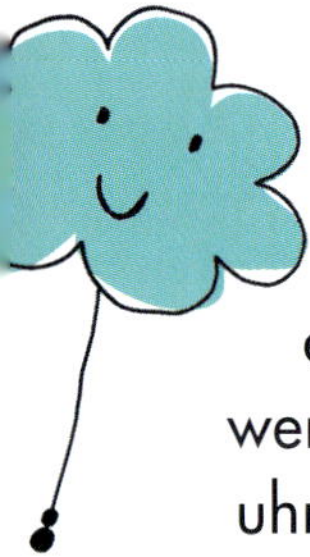

Noch ist euer Baby zu klein, um richtige Freundschaften zu schließen. Echte Kinderfreundschaften entstehen normalerweise erst ab dem dritten Lebensjahr. Und trotzdem wird euer Sonnenschein schon bald sein Herz verschenken. Aber wer wird der oder die Glückliche sein? Eine Puppe? Eine Spieluhr? Ein Plüschtier? Oder ein alter Topflappen? Egal, wer oder was der erste BFF eures Kindes ist – **IHR SOLLTET IMMER UND AUF JEDEN FALL DARAUF ACHTEN, DASS DER KOLLEGE UNTERWEGS MIT DABEI IST.** Sonst droht die erste Brüll-Attacke, die durch nichts und niemanden zu stoppen ist. Beim kurzen Gang zum Bäcker an der Ecke ist das nicht so tragisch, aber vier Wochen Urlaub mit Dauergeschrei können sich ziehen.

SPIELZEUG? VIEL ZEUG!

Was ist der Unterschied zwischen eurem Kinderzimmer und einem Spielzeugladen? Richtig: **BEI EUCH GIBT ES MEHR PUPPEN, AUTOS, RASSELN, MOBILES, SPIELUHREN, HOLZPUZZLES UND STOFFTIERE.** Allein mit den Geburtsgeschenken könnte man vermutlich zwanzig Kindergärten bestücken. Dabei ist weniger manchmal mehr! Haltet die Auswahl überschaubar und packt einen Teil der Spielzeuge für einige Zeit zur Seite. So hat euer Baby die Chance, die Sachen immer wieder neu zu entdecken. Und wundert euch nicht, wenn es nicht die 200-Euro-Puppe oder das handgebaute Echtholz-Feuerwehrauto mit abgerundeten Ecken zu seinem Top-Favoriten kürt, sondern das Nudelsieb, die Flusen-Rolle oder eine mit Erbsen gefüllte PET-Flasche.

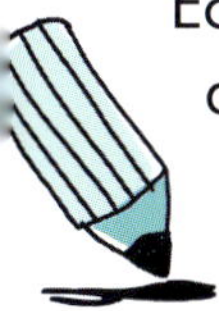

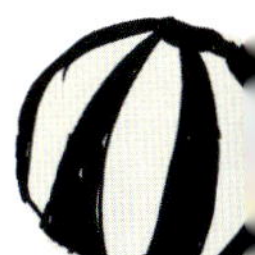

Eine Frage des Schnullers

Manche Entscheidungen in unserem Leben haben fast religiösen Charakter. Beatles oder Stones? Gas oder Induktion? Bayern oder Borussia? Als Eltern steht ihr vor einer weiteren Grundsatzentscheidung, nämlich: **SCHNULLER ODER NICHT?** Beide Varianten haben Vor- und Nachteile: Ein Schnuller wirkt beruhigend auf das Baby, aber wehe, man verliert den Krawall-Stöpsel unterwegs! Dann ist Schrei-Alarm angesagt. Außerdem ist die Entwöhnung oft mühsam: Trotz Schnullerfee und Schnullerbaum können sich viele Kinder nur schwer vom geliebten Schnulli trennen und machen einen Aufstand wie Keith Richards, wenn man ihm die Kippen wegnimmt. Vielleicht überlasst ihr die Antwort auf die Frage einfach eurem Baby – denn letztendlich entscheidet das Kind selbst, was es wird: **NUCKLER ODER NICHT-NUCKLER.**

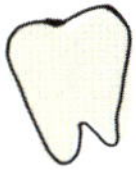

AU BACKE!

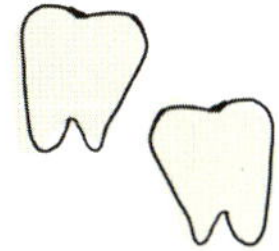

Egal, ob der erste Zahn schon nach zwei, nach sechs oder sogar erst nach zwölf Monaten kommt: Für euer Kind ist Zahnen eine völlig neue und leider schmerzhafte Erfahrung. Oft geht sie mit Fieber, geröteten Wangen oder einem wunden Po einher. Weil euer Kind aber nicht einfach tapfer die Zähne zusammenbeißen kann (es hat ja noch keine), solltet ihr ihm helfen, den Schmerz leichter zu ertragen.

NEBEN LOKALEN BETÄUBUNGSGELS ODER HOMÖOPATHISCHEN PRÄPARATEN GIBT ES AUCH EIN PAAR BEWÄHRTE HAUSMITTEL:

- Veilchenwurzel
- hartes Brot
- ein kalter Löffel
- Beißring

Den Beißring können auch Papa und Mama benutzen, wenn bei ihnen nach vier durchweinten Zahn-Nächten die Nerven blank liegen.

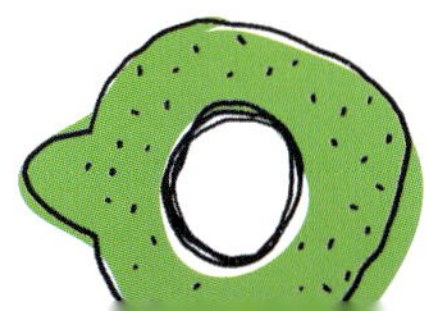

Ein Bääääh SAGT MEHR ALS TAUSEND WORTE

Der deutsche Wortschatz umfasst zwischen 300 000 und 500 000 Wörtern – als Erwachsene benutzt ihr davon durchschnittlich ungefähr 14 000. Euer Baby hingegen kann bisher nur ein einziges Wort – und das lautet „Bäääääh“. Dafür kann dieses „Bäääääh“ wirklich ALLES bedeuten: „Hunger“, „müde“, „kalt“, „nass“, aber auch „Astrophysiker“. Als Eltern habt ihr die Aufgabe, eurem Kind im Laufe der Zeit die fehlenden 13 999 Wörter beizubringen. Das klingt schwieriger, als es ist. Denn euer Kind lernt bereits, indem es euch zuhört, nachahmt und irgendwann die Laute mit Bedeutungen verknüpft. Je öfter ihr bestimmte Wörter benutzt, desto schneller wird das Kind sie begreifen und lernen.

HIER KÖNNT IHR EURE TIPPS ABGEBEN, WELCHE WÖRTER EUER KIND ALS ERSTES NACHSPRECHEN WIRD:

DIE ERSTEN DREI WORTE – WELCHE WERDEN ES SEIN? (BITTE ANKREUZEN)

- ○ MAMA
- ○ PAPA
- ○ BALL
- ○ SMARTPHONE
- ○ NICHT SCHON WIEDER!
- ○ ICH FLIPPE AUS!
- ○ ES IST DEIN KIND!
- ○ WAS WEISS ICH, WO DER SCHEISSSCHNULLER IST!

WIN-WIN-SITUATION

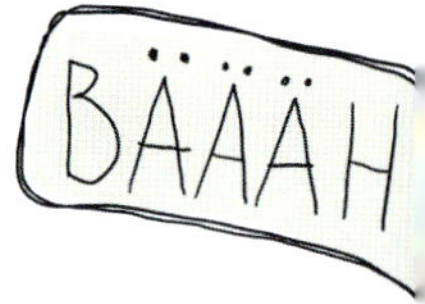

Kinder lernen die Sprache von ihren Eltern, indem sie ihnen nachsprechen – so sollte es sein. Die Wahrheit ist häufig eine andere: Das Baby erweitert seinen Wortschatz auf eigene Faust und fügt dem Klassiker **„BÄÄÄÄH“** einen neuen Ausdruck hinzu, zum Beispiel **„GRÖCKELGÖÖ“.** Vor Freude weinend fallen sich Mama und Papa in die Arme, als hätten sie dem achten Weltwunder beigewohnt, und antworten dem Nachwuchs mit genau diesem **„GRÖCKELGÖÖ“.** Papa und Mama ahmen also ihr Kind nach. Nach wenigen Monaten hat sich der Sprachschatz der Eltern enorm vergrößert.

Ein klassischer Dialog wie

„Kannst du mir bitte mal das Salz reichen?“

„Aber gern, mein Schatz.“

klingt jetzt so:

„Dada hada ba!“

„Gröckel-göö blblb baba?“

Was währenddessen im Kopf des Babys vorgeht, können wir nur ahnen. Vermutlich denkt es: „Wenn die Alten auf dem Niveau weiterlabern, habe ich sie sprachlich spätestens in einem halben Jahr überholt.“

Ihr macht das schon

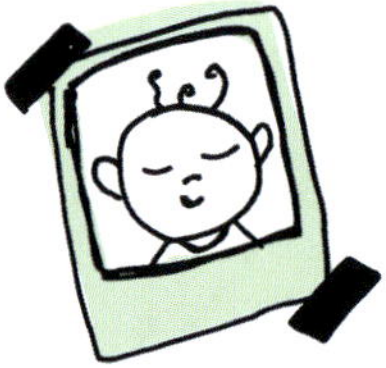

Wir möchten euch ein Kompliment machen:

IHR MACHT EURE SACHE ALS ELTERN RICHTIG GUT.

Woher wir das wissen?
Ihr habt es irgendwie geschafft, euch die Zeit freizuschaufeln, um dieses Buch zu lesen.
Respekt! Das ist für eine Familie mit kleinem Baby eine rekordverdächtige Höchstleistung!
Aber egal, durch wie viele Ratgeber ihr euch gewühlt habt –

HIER SIND ZUM SCHLUSS DIE EINZIGEN RATSCHLÄGE, DIE UNSERER MEINUNG NACH WIRKLICH ZÄHLEN:

FOLGT EURER INTUITION. SEID MIT VOLLEM HERZEN DABEI.

HABT GEDULD.
UND BEHALTET DIE BEIDEN WICHTIGSTEN ZUTATEN FÜR EIN GLÜCKLICHES UND ERFÜLLTES FAMILIENLEBEN:
LIEBE UND HUMOR.

FÜR DIE FÜNF BESTEN RATGEBER, DIE WIR ALS ELTERN UNS WÜNSCHEN KÖNNEN: UNSERE KINDER ROBERTA, NIKA, PHILIPPA, CLEMENS UND LUISE.

Text: Tina und Paulus Vennebusch
Covergestaltung: arsEdition GmbH
Illustration und grafische Gestaltung Innenteil: Franziska Misselwitz
ISBN 978-3-8458-3111-4
1. Auflage

www.arsedition.de

MIX
Papier aus verantwortungsvollen Quellen
FSC® C120704